PROJET

D'ANÉANTIR

LA PETITE VÉROLE.

Par Mᵉ. ANTOINE LE CAMUS,

DOCTEUR - *Régent de la Faculté de Médecine en l'Université de Paris, ancien Professeur des Ecoles, Professeur actuel de Chirurgie Françoise, Membre des Académies Royales d'Amiens & de la Rochelle, de la Société Littéraire de Châlons-sur-Marne, &c.*

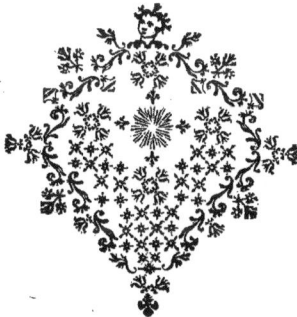

A PARIS,

Chez LOUIS-ETIENNE GANEAU, Libraire, rue Saint Severin, à
Saint Louis, & aux Armes de Dombes.

M. DCC. LXVII.

AVEC APPROBATION.

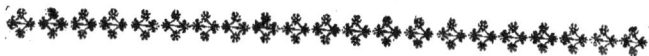

AVERTISSEMENT.

L'IDÉE d'extirper la petite Vérole, peut venir à tous les hommes. Il est naturel de chercher à se garantir d'une maladie contagieuse qui nous environne. Monsieur *Raft* a proposé avant nous cette idée dans un Mémoire qu'il a lu le 19 Juillet 1763, dans l'Académie des Sciences, Belles - Lettres & Arts de Lyon. * Nous n'avions pas lu cet Ouvrage quand nous avons composé ce discours, ni quand nous en avons fait lecture à la Faculté. Ce n'est que lorsqu'on nous a fait entendre que notre projet n'étoit que le développement de l'idée de M. *Raft* que nous en avons pris communication. Le lecteur jugera s'il y a de la ressemblance entre les deux Ouvrages : en tout cas il n'y a pas de mal que le public ait sur une matiere aussi intéressante deux Ouvrages composés par deux Auteurs qui ne

* Réflexions sur l'Inoculation de la petite Vérole , & sur les moyens qu'on pourroit employ r pour délivrer l'Europe de cette maladie. Par M. *Raft* , fils , Docteur en Médecine de l'Université de Montpellier , Professeur aggrégé au Collége de Lyon , Membre de l'Académie de la même Ville , à Lyon 1763. chez Aimé de la Roche.

A ij

AVERTISSEMENT.

fe connoiffoient pas , & qui ne fe font pas communiqués leur façon de penfer. Les principes de l'un ferviront de confirmation aux principes de l'autre. Nous nous félicitons d'être du même fentiment que M. *Raft* , nous ne pouvions avoir une meilleure autorité pour nous ; & fi nous nous rencontrons dans le même plan , c'eft que la vérité n'eft qu'une.

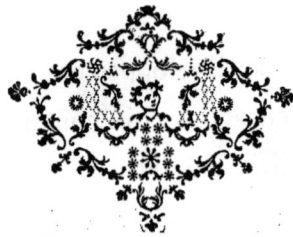

La Faculté étant assemblée solemnellement , Maître
Le Camus a dit :

Messieurs,

*V O U S avez écouté avec beaucoup d'attention
les Mémoires pour & contre l'Inoculation. Je vous
présente aujourd'hui un troisieme parti à prendre. Il
est juste qu'avant de prononcer sa décision , la Faculté considere sous toutes les faces une affaire aussi
importante. Il est de son honneur même qu'on ne puisse rien imputer ou à son inattention , ou à sa négli-*

gence. *Je vous foumets mes réflexions. C'eſt à vous feuls qu'il appartient de juger ſi je ſuis fondé en raiſons & en preuves. Je ſerai court, parce qu'il eſt inutile que je vous rappelle des principes que vous ſavez auſſi bien que moi. J'ai pris tout le tems convenable pour ne choiſir que les réflexions néceſſaires.*

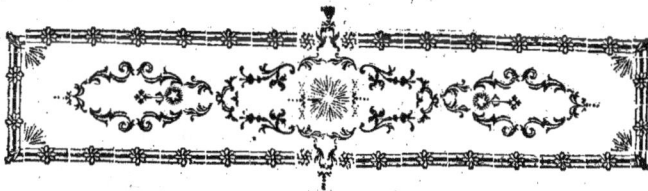

PROJET

D'ÉTEINDRE

LA PETITE VÉROLE.

D E même que l'intérêt public, la foumiſſion aux or-
dres du Parlement, le devoir de ma profeſſion
exigeoient que j'examinaſſe ſcrupuleuſement les
raiſons de ceux qui veulent prévenir la nature
en inférant la petite vérole, & de ceux qui aiment mieux
attendre que la nature afflige par elle-même de cette maladie
les ſujets qu'elle n'en veut pas épargner ; de même auſſi ces
motifs ſacrés pour tous les honnêtes-gens exigent que je diſe
librement mon ſentiment, quand même il devroit être uña-
nimement rejetté. Il ne fut jamais honteux de défendre la
cauſe de l'humanité, & de ne pas emporter tous les ſuffrages.

Je ne puis le diſſimuler ici, l'examen que j'avois fait des raiſons tantôt vraies, tantôt ſpécieuſes de la part des Inoculateurs
& des anti-Inoculateurs, m'avoit laiſſé dans un doute dont je
ne pouvois me tirer. Ce n'eſt pas que les deux partis ne ſe
ſoient bien défendus. Les attaques ont été vives, les combats
opiniâtres, les retraites prudentes ; mais la victoire reſtoit toujours incertaine, & les gens ſages qui n'épouſent aucun eſprit
de parti, ne ſavoient à qui donner la palme. Pluſieurs ſe ſont
tirés de ce doute & de cet embarras, en s'attachant de mê-

me que moi à une proposition moyenne, bien simple, qui frappe par son évidence : c'est que bien loin de hâter, ou d'attendre la petite vérole, il vaudroit mieux ne pas l'avoir. Partons de cette proposition qui ne peut-être contestée. Embrassons ce parti s'il est le meilleur & le plus avantageux.

Ne pas avoir la petite vérole, maladie aussi universelle, paroîtra d'abord à des yeux inattentifs & peu clairvoyans sur les marches de la nature, un projet absurde. Evitons la précipitation dans nos jugemens, & examinons avant de prononcer. En effet, est-il absolument nécessaire d'avoir la petite vérole pour obtenir une vie longue & saine ? Non, puisqu'il se trouve plus du quart des hommes qui n'ont jamais eû, qui n'auront jamais cette maladie, & qui jouissent de la meilleure santé. Voyons à présent si les moyens qu'on peut présenter pour arrêter cette contagion sont chimériques.

Il se présente naturellement à l'esprit deux moyens. Le premier, d'étouffer la petite vérole avant son développement par des moyens physiques. Le second, de l'anéantir dans son principe par des moyens politiques. Discutons séparément la possibilité de chacun de ces moyens.

ARTICLE I.

Possibilité d'empêcher le développement de la petite Vérole, par des moyens Physiques.

EST-IL possible de trouver un spécifique qui absorbe & éteigne entiérement le levain de la petite Vérole au moment qu'il donne des signes de sa présence? L'analogie nous engage à le croire, & cette croyance ne répugne pas à la raison. L'Alkali volatile arrête les progrès du venin de la vipere. Il est un antidote contre la morsure du Serpent à sonnettes. Le mercure résiste au virus que les François ont pris au siége de Naples. Pourquoi ne seroit-on pas assez heureux pour découvrir un spécifique, qui attaquât, sans danger pour les malades, le levain

vain variolique, ou du moins pour trouver une méthode qui saisissant le mal dès le premier moment de l'invasion, empêcheroit toute fiévre, toute éruption, sans exposer la vie des malades.

Boërrhaave dont nous respectons tous le génie, & la grande étendue de sciences, s'étoit occupé de cette idée. Il prétendoit avec un amalgame de mercure & d'antimoine, anéantir le levain variolique, ou du moins le rendre sans effet. Les succès n'ont pas sans doute répondu à ses espérances ; mais il est beau d'avoir tenté, & *Boërrhaave* est un bon modèle à suivre. Ce que son travail & sa pénétration ne lui ont pas donné, peut être accordé par le hasard à quelqu'autre qui sera moins habile que l'Hippocrate Hollandois. *Audaces fortuna juvabit.*

Puisqu'il s'agit de possibilité, nous proposerons ici une conjecture. Chacun sait la propriété du Quinquina de résister à la pourriture & à la gangrêne, de diminuer les grandes suppurations, de supprimer même quelquefois totalement le pus, ou du moins de lui donner une qualité plus louable, d'être employé avec succès, non-seulement dans les fiévres intermittentes ; mais encore dans toutes les fiévres subintrantes, & quelquefois putrides. Ce médicament soit seul, soit joint au nitre, ou au camphre, &c. donné dans le tems que le sang est encore en effervescence, n'empêcheroit-il pas la suppuration de survenir, & n'étoufferoit-il pas la petite vérole dans son enfance ? Nous abandonnons cette épreuve qui ne paroît pas dangereuse, à ceux qui ont occasion de faire des expériences.

Quelques-uns ont cru que par les saignées multipliées, & un traitement antiphlogistique, ils s'opposeroient à la fureur du levain variolique, & l'étoufferoient dès sa naissance. Ils se sont trompés, ils n'ont pas réussi. Tout ce qu'on peut conclure de cette méthode, c'est qu'elle est insuffisante, & qu'elle n'en exclut pas une autre qui remplisse les vues que nous proposons.

D'autres ont imaginé des préservatifs contre la petite vérole. On en trouve quelques-uns dans les pharmacopées & dans les livres de Médecine pratique. Nous nous souvenons d'avoir lû

B

dans les Ouvrages de *Berkeley*, Evêque de ~~Broine~~, que plusieurs avoient été préservés de la petite vérole par l'usage de l'eau de Goudron. Vous trouverez dans les Mémoires des curieux de la nature, (*ann* 3. *observ.* 9. & 56. *pag.* 13. & 56.) que si le mercure doux n'empêche pas toujours l'invasion de la petite vérole, il en facilite l'éruption avec cet avantage de diminuer considérablement la quantité des boutons. *Velschius* & *Jangius* employoient la myrrhe pour préserver de la petite vérole, & *Ettmuller* assure par sa propre expérience, *hanc essentiam præservare ab incursione variolarum, adeò ut nullatenus iisdem corripiantur, quàm etiam correptos minùs graviter laborare.* Colleg. pract. *tom.* 2. *part* 1. *pag.* 351.

M. *Monro*, cite l'exemple (*a*) d'une Dame qui se trouvant dans un endroit où la petite vérole faisoit beaucoup de ravages, & craignant que ses enfans ne la prissent, eut soin de les faire baigner tous les jours dans de l'eau où l'on avoit mis infuser des feuilles, & de la cendre de genièvre. Aucun ne l'eût, quoiqu'ils fussent au nombre de huit, ou neuf, & que quelques-uns soignassent dans la suite ceux de leurs enfans qui en étoient attaqués.

M. *Nicolas Rose*, Médecin de Sa Majesté Suédoise, a employé avec succès des pilules anti-septiques & laxatives, pour prévenir la petite vérole confluente. (*b*) Il en fit ses essais dans les années 1744, & 1750; lorsqu'une petite vérole confluente & très-meurtriere ravageoit la Ville d'Upsal.

(*a*) Lettre de M. *Alexandre Monro*, Membre de la Société Royale, du Collège Royal des Médecins, & Professeur de Médecine & d'Anatomie, dans l'Université d'Edimbourg, adressée aux Commissaires de la Faculté de Médecine de Paris, sur l'Inoculation de la petite vérole en Ecosse. Elle se trouve imprimée dans le Journal Economique du mois de Septembre 1765, *pag.* 425.

(*b*) Voici la composition de ces pilules préservatives. Prenez quinze grains de Calomelas bien préparé, autant de Camphre & autant d'Aloës tiré à l'eau, & vingt-cinq grains d'extrait de Gayac; mêlés le tout ensemble, pour en faire suivant l'art des pilules de deux grains chaque, que vous envelopperés d'une feuille d'argent. On en donne le matin trois ou quatre pilules, & on augmente suivant l'âge. Voyez ce détail dans le Journal Économique du mois de Mars 1765. *pag.* 133.

Nous ne dirons pas quel dégré de confiance on doit donner à ces préfervatifs, ou à tout autre de cette nature. Les
expériences bien faites & multipliées doivent feules être écou-
tées & admifes.

La poffibilité des préfervatifs une fois reconnue, qu'on
nous apprenne; 1°. fi ces préfervatifs doivent être continués
tout le tems de la vie, ce qui feroit un grand affujettiffement
auquel peu de perfonne s'aftraindroient, ou bien s'il fuffit d'en
avoir fait ufage pendant un certain tems pour être toujours à
l'abri de la contagion.

2°. Si les perfonnes qui fe foumettent à l'épreuve du pré-
fervatif, font celles qui devoient avoir un jour la petite vérole; ou bien, fi elles ne font pas plutôt du nombre de celles
dont l'heureufe conftitution les exempte à jamais de cette
contagion.

3°. Si cette heureufe conftitution à des fignes qui puiffent
la faire reconnoître, afin qu'on puiffe en approcher & lui ref-
fembler.

Ces queftions qui fortent d'elles-mêmes de notre fujet, font
pour le moins auffi importantes que celles que propofent dif-
férentes Académies, tant Etrangeres, que Nationales. Elles
font à mes yeux d'une plus grande utilité, & dignes d'un plus
grand prix. Celui qui découvriroit un fpécifique fur, ou une
méthode certaine pour évacuer le levain variolique dans fon
principe, mériteroit d'être affis auprès des Trajans & des
Titus.

ARTICLE II.

*Poffibilité d'extirper la petite Vérole par les moyens
politiques.*

AVANT de propofer les moyens politiques pour extirper la petite Vérole; il eft néceffaire d'examiner fi nous portons en nous le germe de cette maladie, & de favoir fi elle

n'eſt que ſimplement contagieuſe : car ſi nous portons en nous-mêmes ce germe, il eſt inutile de chercher à en couper les racines par des précautions politiques. On ne pourroit l'anéantir qu'en détruiſant pour ainſi dire notre exiſtence.

Ce germe prétendu que nous apportons en naiſſant, eſt une chimere. Il n'exiſte pas plus dans nos veines que celui de la gale, de la rage, de la peſte, ou de tout autre maladie contagieuſe. Certainement on n'a jamais avancé ſérieuſement que les ſemences de ces levains fuſſent cachées dans notre ſang pour ne paroître que trente ou quarante ans après, à l'occaſion de quelques cauſes ſecondaires. L'expérience fait voir que la gale, la rage, la peſte, les vices vénériens, les accidens qui arrivent après la morſure des animaux venimeux, ne ſont que le produit d'une matiere étrangere, introduite dans l'économie animale par les pores de la peau, par la reſpiration, par la déglutition, par une plaie, par un contact immédiat ; & que jamais on ne ſeroit affligé de ces fléaux ſi on n'étoit jamais expoſé à l'action des cauſes qui produiſent ces effets déterminés. On ne nous induira à cro're le contraire, qu'en nous citant des exemples oppoſés, & des faits qui ne ſeront pas des exceptions à la regle générale. Nous les attendons.

Nous pourrions prouver par l'hiſtoire même de la petite Vérole, qu'elle n'eſt pas une maladie innée, & que nos premiers ancêtres ne pouvoient nous la tranſmettre ne l'ayant pas. *Nemo dat quod non habet.* En effet, pourquoi ce ſilence de tous les obſervateurs Grecs, de tous les Médecins & de tous les Hiſtoriens Latins, ſur une maladie qui exigeoit de leur part la plus ſérieuſe attention, qui les auroit environné de tous côtés, qui ſouvent leur auroit enlevé les têtes les plus précieuſes ? Ce n'eſt pas certainement oubli, ni négligence. C'eſt que cette maladie leur étoit inconnue ; c'eſt qu'elle n'exiſtoit pas dans leurs contrées ; c'eſt que n'étant pas ſpontanée, il falloit qu'elle ſe communiquât de proche en proche, comme la peſte ; & que quelqu'un l'apportat dans l'Empire des Grecs ou des Romains, de même que *Chriſtophe Colomb* apporta de l'Amérique le poiſon qui infecta les ſources de la vie, & qu'on a déja propoſé d'extirper par des moyens politiques, ſans que les gens ſenſés y entreviſſent la moindre impoſſibilité.

On ne trouve dans les monumens hiftoriques aucun veftige de l'exiftence de la petite Vérole avant le fixieme fiécle de l'Ere-Chrétienne. Elle a été prefque inconnue en Europe, jufqu'au commencement du dixieme fiécle que *Rhasès*, Médecin Arabe, mort en 932, en a donné un Traité, auquel ceux qui l'ont fuivi, ont très-peu ajouté tant pour la defcription & le pronoftic, que pour le traitement. Elle n'a paffé en Amérique que lorfque les Européens l'y ont porté, il y a environ 270 ans, en échange du mal vénérien qu'ils recevoient des naturels du pays. Il réfulte de ces faits, que la petite Vérole n'eft qu'une maladie acquife, & qu'on peut s'en garantir de même que de la Vérole, en évitant toute communication.

Or, fi le virus variolique ne fe prend que par communication, ne pourroit-on pas agir à fon égard de la même maniere qu'on s'y eft pris pour éteindre la lépre en Europe ? On a coupé toutes les voies à la contagion, & la lépre a ceffé. Qu'on renouvelle donc pour la petite Vérole les mêmes réglemens qui ont été en vigueur contre la lépre ; qu'on modifie ces réglemens fuivant les circonftances, par exemple.

1°. Qu'on établiffe hors des Villes, ou à leurs extrémités, fur le bord des rivieres, des hofpices pour retirer ceux qui feront attaqués de la petite Vérole.

2°. Que parmi ces hofpices, les uns foient des Hôpitaux pour recevoir les indigens, & les autres des refuges où les gens aifés pourront faire telle dépenfe qu'ils jugeront à propos. Il eft des moyens d'établir ces hofpices fans vexer les particuliers & fans charger l'Etat. Suppofant encore qu'il en coutât quelque argent à l'Etat, il y gagneroit des hommes ; ce qui feroit un plus grand profit. Suppofant qu'il en coutât quelque argent aux particuliers, ils y trouveroient leur fûreté, leur fanté & leur vie ; ils n'emploient pas toujours leur argent à un fi bon ufage.

3°. Qu'il y ait des Médecins, des Chirurgiens, des Apoticaires, des Gardes, des Directeurs, des Infpecteurs, &c. dans ces hofpices, afin que les malades foient promptement fervis, & ne manquent d'aucun fecours, tant pour le temporel, que pour le fpirituel ; mais que ces perfonnes foient bien penfionnées, à caufe du facrifice de leur liberté. Elles ne fortiront pas des hofpices fans des permiffions particulieres, afin de ne pas porter la contagion dans les différens quartiers de la Ville.

4°. Que les malades qui auront plus de confiance dans leur Médecin ordinaire, foient libres de l'appeller; mais qu'on prenne les plus grandes précautions pour que ces Médecins en fortant des hofpices, ne tranfportent plus loin la contagion. Que les Infpecteurs leur faffent changer d'habit en entrant, qu'ils reprennent leurs vêtemens en fortant, qu'on les lave, qu'on les parfume, &c.

5°. Qu'il y ait des chaifes à porteur qui fervent feulement à aller chercher les malades attaqués de petite Vérole, & qu'elles ne rentrent jamais dans la Ville fans avoir été auparavant parfumées.

6°. Que les convalefcens ne fortent des hofpices que quand tout danger pour la contagion fera paffé, & qu'on aura pris les plus exactes mefures pour qu'ils ne reportent dans la Ville l'empreinte du mal dont ils ont échappés. Qu'on porte furtout fon attention fur le linge qui aura fervi pendant le tems de la maladie, &c. Les Inoculateurs nous apprennent qu'un fil imbus du pus variolique, conferve pendant des années entieres fa vertu. Que d'Inoculations ont été faite par la voie du linge! Je crois que le meilleur parti feroit de le brûler.

7°. Qu'on publie les Loix les plus févéres à l'égard de ceux qui attaqués de la petite vérole, voudront refter dans leur demeure.

8°. Qu'ils foient aftraints à avertir les Commiffaires des quartiers nommés pour veiller à la fûreté publique, & qu'on les oblige de mettre à leur porte un figne pour marquer qu'il y a à craindre pour la contagion dans cette maifon.

9°. Que les Médecins, Chirurgiens, Confeffeurs, Gardes, Parens, Voifins, foient obligés de déclarer au Commiffaire, à un Exempt, ou à tout autre prépofé pour cette Police, qu'ils foignent, qu'ils affiftent, &c. un malade attaqué de la petite Vérole dans telle maifon. Que ces perfonnes mandées ufent des plus grandes précautions pour ne pas répandre l'allarme ni la contagion.

10°. Que le Commiffaire du quartier prenne un état de

l'ameublement de la chambre dans laquelle est le malade, des utensiles qui font à son service, des personnes qui l'approchent.

11°. Que non-seulement après la convalescence, ou brûle dans un endroit désigné, le lit, les hardes, les utensiles du malade & tous les meubles qui se seront trouvés dans la chambre au tems de la maladie ; mais encore qu'on brûle également ment les hardes des Gardes, des Domestiques, de tous ceux qui auront servis, ou approchés le malade, sauf leur recours contre celui qui aura resté volontairement au milieu de ses concitoyens, ayant une maladie contagieuse, & pouvant éviter ces frais en se retirant dans les hospices.

12°. Que ceux qui manqueront aux formalités susdites, soient mulctés au profit des hospices, pour avoir exposé la vie & la santé de leurs concitoyens sans les prévenir ; nous pourrions dire même pour avoir occasionné des homicides par leur imprudence & leur rebellion.

13°. Que ces Loix soient établies non-seulement pour Paris ; mais encore pour toutes les Villes, Bourgs & Bourgades du Royaume.

14°. Que sur les Ports de Mer on veille exactement à faire faire les quarantaines, sur-tout à ceux qui viendront des pays suspects, & où l'on saura par des avis surs que la petite Vérole regne épidémiquement.

Nous ne présentons-ici qu'une esquisse de ce qui pourroit se pratiquer, notre dessein n'étant pas d'anticiper sur les droits du Gouvernement & du Parlement. C'est à la sagesse & à la prévoyance de ceux qui y président à établir des Loix jugées nécessaires pour le salut des Citoyens. Nous présumons, nous sommes mêmes persuadés qu'avec une Police bien établie & rigoureuse, la petite Vérole sera en peu de tems considérablement affoiblie, si elle n'est absolument d'étruite. La raison en est simple & palpable : comment la petite Vérole reparoîtroit-elle, ne trouvant plus les moyens de se reproduire.

Ici se présente une foule d'objections. Nous ne répondrons qu'aux principales.

Ces Loix, dira-t-on 1°, qui seront séveres, léseront la fortune d'un particulier, écarteront le fils de son pere, la femme de son mari, la mere de ses enfans, un ami de son ami dans le tems que leurs secours mutuels seroient les plus utiles.

Nous répondrons qu'effectivement ces Loix seront séveres, & qu'elles doivent être sévérement exécutées. A quoi serviroient des Loix qui ne seroient que comminatoires, & qui ne seroient pas maintenues par l'autorité ? Depuis quand ne regarderoit-on les loix que comme de simples épouventails dont se rient ceux qui se familiarisent avec eux ? La Loi qui porte sur le bien, doit-être aussi inébranlable, & aussi inaltérable que lui, & elle doit-être exécutée par tous les hommes. Il n'y a que la nécessité qui puisse en dispenser. L'homme vertueux n'a jamais craint une Loi juste, elle étoit déja écrite dans son cœur, & il y étoit déjà soumis.

Une simple réflexion dissipe tout l'odieux de cette objection. Car enfin, qui pourroit se plaindre de ces Loix ? Quel est l'homme qui en feroit lesé ? Seroit-ce celui qui a eu la petite Vérole ? Il n'a rien à craindre, il ne peut que se féliciter, on le met à l'abri de la récidive qu'il pourroit appréhender. Seroit-ce celui qui n'a pas eu la petite Vérole ? Mais toutes les précautions que l'on prend ne tendent qu'à lui éviter un mal qui entraîne souvent avec lui la difformité & la mort. Or si ce n'est ni celui qui a eu la petite Vérole, ni celui qui ne l'a pas eû, qui puissent se plaindre de la Loi, qui aura donc droit de se récrier ? Personne ; & si l'on entendoit quelque murmure, il ne s'éleveroit que de la part de ceux qui sont ennemis de l'intérêt public. De pareils insectes ne doivent pas être écoutés. On les regarde, & on les écrase.

Je ne suis pas ennemi du bien public, ajoutera quelqu'un ; je suis timide, je n'ai pas eu la petite Vérole, & malgré qu'on veille à ma sureté, je crains d'être un jour soumis au joug de la Loi.

Nous vous passons votre timidité si vous êtes dans la classe du sexe pusillanime. Vous n'avez pas eu la petite Vérole, dites-vous ; mais vous êtes peut-êtredunombre de ceux qui en sont toujours exempts. Vous en doutez ? Il vous est permis de vous en assurer. Faites-vous Inoculer par des Inoculateurs qui se tiendront ou dans les hospices, ou éloignés du commerce des

autres

autres hommes , & qui ne porteront pas dans leurs poches la boëte de Pandore au milieu de la société. Vous ne voulez pas vous faire inoculer. Fuyez toute communication avec ceux qui ont la petite Vérole. Une multitude innombrable de perſonnes ſe ſont garanties de cette maladie en ſuivant ce conſeil ; & c'eſt celui que nous donnons à préſent, en invitant de ſéparer les malades de ceux qui ſont ſains. Conſeil qui ; s'il n'eſt pas exécuté dans ſon entier, laiſſera pluſieurs portes ouvertes à la contagion , par leſquelles , malgré tous vos efforts , elle viendra vous aſſaillir. Ne murmurez donc plus contre le plan propoſé. Prêtez les mains à ſon exécution ; ou attendez patiemment votre ſort. Si la petite vérole vous arrive , croyez - vous que ; ſuivant les Loix Divines & humaines ; il vous ſoit licite d'être peſtiféré au milieu d'une multitude de concitoyens qui ne ſont ni vos parens ni vos amis ; & qui ne ſont pas faits pour ſupporter vos infirmités ? Croyezvous que la vie de ces concitoyens n'eſt pas auſſi précieuſe que la vôtre à l'Etat.

Votre fortune ſera léſée ſi l'on brûle vos meubles ? Ne laiſſez dans votre chambre que les choſes eſſentielles. Vous pouvez d'ailleurs éviter cette perte en vous retirant dans les hoſpices où l'on vous recevra pour de médiocres ſommes , où vous ſerez placé ſuivant la dépenſe que vous voudrez faire. Vous êtes attaché à une famille ? Que la perſonne qui vous ſera la plus chere , que votre domeſtique le plus fidéle s'enferment avec vous dans l'hoſpice ; il ne vous en coutera que les frais de leur penſion.

Envain , invoquez - vous ici la pitié des peres & des meres. Ceux qui ſavent apprécier ces beaux ſentimens, ſavent qu'en penſer. Cela ne peut ſervir tout au plus que pour le pathétique dans une Tragédie. La pitié ſe péſe autrement quand il s'agit du ſalut public. Des Juges touchés par les larmes , par le repentir , par le déſeſpoir, condamnent néanmoins un illuſtre criminel au ſupplice le plus ignominieux , quoiqu'ils ſachent bien que toute ſa famille ſera déſolée , ou diſperſée. Dans notre plan , un pere ſera ſéparé de ſon fils , il eſt vrai ; mais ce même pere ne l'envoie-t-il pas loin de lui dans des Penſions, dans des Colléges , dans des Académies où il peut

C

lui arriver toutes fortes de malheurs ? Il l'enverra un jour à l'armée où par honneur il fe fera égorger. Il l'enverra fur Mer, où pour fa fortune il courera tous les rifques poffibles. Tandis que dans les hofpices on veillera uniquement à fa confervation. L'enfant fera féparé de fa mere. Mais cette mere fi tendre, fi humaine, fi fenfible, confiera dès les premiers momens de fa naiffance, ce fils unique & fi cher à des mains étrangeres, ruftiques & inconnues. On le laiffe partir pour un village où l'on ne connoît perfonne ; on ne pouffe pas le moindre foupir à fon départ ; tandis qu'on garde avec foin auprès de foi, & fouvent même fur le lit de l'accouchée, les petits de la chate ou de la chienne. O tendreffe bien entendue ! Difons mieux, ô cruauté dont ne font pas capables les bêtes même les plus féroces. Qu'on nous permette donc de ne faire cas des fentimens affectueux des hommes dans les caufes publiques, que quand ces fentimens feront moins contrariés par leur conduite.

On objectera, 1°. qu'il y a du danger à tranfporter ces fortes de malades, & que l'on court rifque de communiquer à d'autres la contagion dans le trajet.

Diftingués différens tems dans la petite Vérole ; celui qui précede l'éruption & celui de l'éruption même, celui de la fuppuration & celui de l'exficcation. Dans l'époque qui précede l'éruption, les malades ont une fiévre confidérable, un grand mal de tête, quelquefois du tranfport ou de l'affoupiffement, des vomiffemens ou des naufées, des maux de reins, une douleur à la région du cœur. Les artéres carotides battent, les yeux font étincelans. Ce n'eft que vers le troifieme jour que fe fait l'éruption, d'abord à la tête & à la poitrine, enfuite aux extrémités. Alors tous les fimptômes diminuent de violence, & fe calment quelquefois. Peu de malades meurent dans cette première époque, & on les a toujours tranfportés fans rifques pour eux. Nous citerons pour exemple les Colléges & les Communautés où l'on ne fouffre pas de malades attaqués de maux contagieux, & où on les tranfporte chez des gardes & dans des endroits écartés de ceux qui font habités. Nous citerons les pauvres qui font tranfportés des environs de Paris jufqu'à l'Hôtel-Dieu. Nous défions de nous citer quelque exemple de malheurs arrivés par ces tranfports. Au refte nous voulons qu'ils foient faits avec les plus grandes précautions poffibles, & qu'on écarte tous les inconvéniens. On a trois jours pour délibérer, & prendre les moyens les plus convenables. Il n'y a pas lieu de craindre la méprife de la part des Médecins ; les fymptômes ci-deffus énoncés caractérifent affez la maladie, furtout lorfqu'ils perféverent pendant trois jours dans la même vigueur. Voilà le tems qu'il faut choifir pour tranfporter les malades. On ne doit pas craindre que dans ce moment ils communiquent dans le chemin la contagion. Le fang eft en fermentation, le pus n'eft pas encore formé. Ce n'eft qu'au tems de la fuppuration que la maladie devient contagieufe ; ce n'eft que lorfque le pus s'exalte, fe volatilife, s'évapore, qu'on doit appréhender la communication. Les malades font alors dans le plus grand danger, & nous ne voulons pas qu'ils foient libres de changer de demeure dans cet inftant.

3°. Vous comparez, pourfuivra-t-on, la petite Vérole à la lépre. Cette derniere maladie étoit moins générale que la premiere.

Nous accordons en partie cette propofition. Cependant *Matthieu Paris*, dit dans fon Hiftoire, qu'il y a eû dix-neuf mille léproferies dans la Chrétienté : ce qui fuppofe un grand nombre de lépreux. Nous ne difons pas qu'on faffe revivre les anciennes poffeffions de ces Hôpitaux pour des malades qui comme les lépreux infectent par la communication ceux qui les approchent. Nous demandons feulement qu'on imite la piété, & la charité de nos peres qui n'ont pas voulu laiffer tranfmettre à leur poftérité un fleau qui les défoloit. Ces maladreries ont été toutes réunies à l'Ordre de S. Lazare & du Mont-Carmel, par Edit du Roi, du mois d'Avril 1664, qui n'a eû fon effet, & n'a été vérifié que le 18 Mai 1669. Après les avoir retiré des mains de plufieurs ufurpateurs, on en a fait des Commanderies qu'on a donné aux Chevaliers de cet Ordre confirmé de nouveau par Sa Majefté, en 1722, & 1757. Ne feroit-ce pas un emploi digne de ces Chevaliers, que de veiller à ce que la contagion ne fe répande pas davantage ? Le fervice pour la confervation des hommes n'égaleroit-il pas en mérite celui ou l'on eft néceffité de les détruire ? La croix de cet Ordre ne recevroit-elle pas un plus beau luftre par ce falut public ?

* C ij

J'ai honte de rapporter une quatrieme objection. Elle est si
sordide, que je crains qu'elle ne souille mon papier ; mais nous
ne devons rien cacher. Ce sont souvent les petits obstacles qui
retardent l'éxécution des grands projets. Quelques bouches
accoutumées à la médisance & à la calomnie, avanceront que
les Médecins perdroient à l'extinction de la petite vérole.
J'aimerois autant dire que les Médecins ne devroient pas s'op-
poser aux progrès de la peste, parce que dans le tems de ce
fleau ils sont plus occupés. Cependant ce sont les Médecins
qui fournissent sans cesse des armes contre la contagion. On
les voit pour sauver la vie à d'autres hommes s'exposer à l'in-
fection avec zéle & d'une maniere intrépide. Ces ames de boue
qui songent si fort à l'intérêt, pensent-elles que les Médecins
n'ont pas leur vie à conserver ; qu'ils ne partagent pas avec
les autres hommes la somme des maux qui affligent l'humanité ;
qu'ils n'ont pas des enfans, des femmes, des parens, des amis,
dont les jours leur sont plus précieux que l'or & toutes les ri-
chesses imaginaires & imaginables ; que s'il n'y avoit pas d'autres motifs que l'intérêt qui engageât les Médecins à prêter leurs
secours dans les maladies contagieuses, ils ne risqueroient pas
de troquer leur vie contre une mince récompense ; qu'il n'y
a pas de Médecin qui ne voulut que la santé des hommes fut
inaltérable ? Il participeroit sans doute aussi à ce beau privi-
lége plus estimable que quelques piéces de monnoie, & il cul-
tiveroit d'autres talens propres à lui rendre la vie aisée & plus
agréable que celle d'un Esculape qui par état se livre au noble
& pénible emploi de soulager dans leurs infirmités ses sembla-
bles, dont il n'attend souvent ni salaire, ni reconnoissance.
Je n'ai plus qu'une observation à faire pour réprimer & dépri-
mer une pareille injure. C'est précisément du sein même des
Facultés de Médecine, que s'élevent les voix qui demandent
l'anéantissement de la petite Vérole. Qu'on juge à présent, si
l'insulte est bien fondée, & si les Médecins agissent par un
vil intérêt.

F I N.

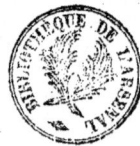

APPROBATION.

J'A i lû par ordre de Monſeigneur le Vice - Chancelier , un Ouvrage manuſcrit , intitulé. *Projet d'anéantir la petite Vérole ;* par Mᵉ. Le Camus , Docteur-Régent de la Faculté , &c. Et je n'y ai rien trouvé qui puiſſe en empêcher l'impreſſion , à Paris , ce 22 Octobre 1767.

GARDANE.

Lu & approuvé ce 12 Novembre 1767. M A R I N.

Vû l'Approbation , permis d'imprimer ce 12 Novembre 1767.
DE S A R T I N E.

De l'Imptimerie de QUILLAU , rue du Fouare , 1767.

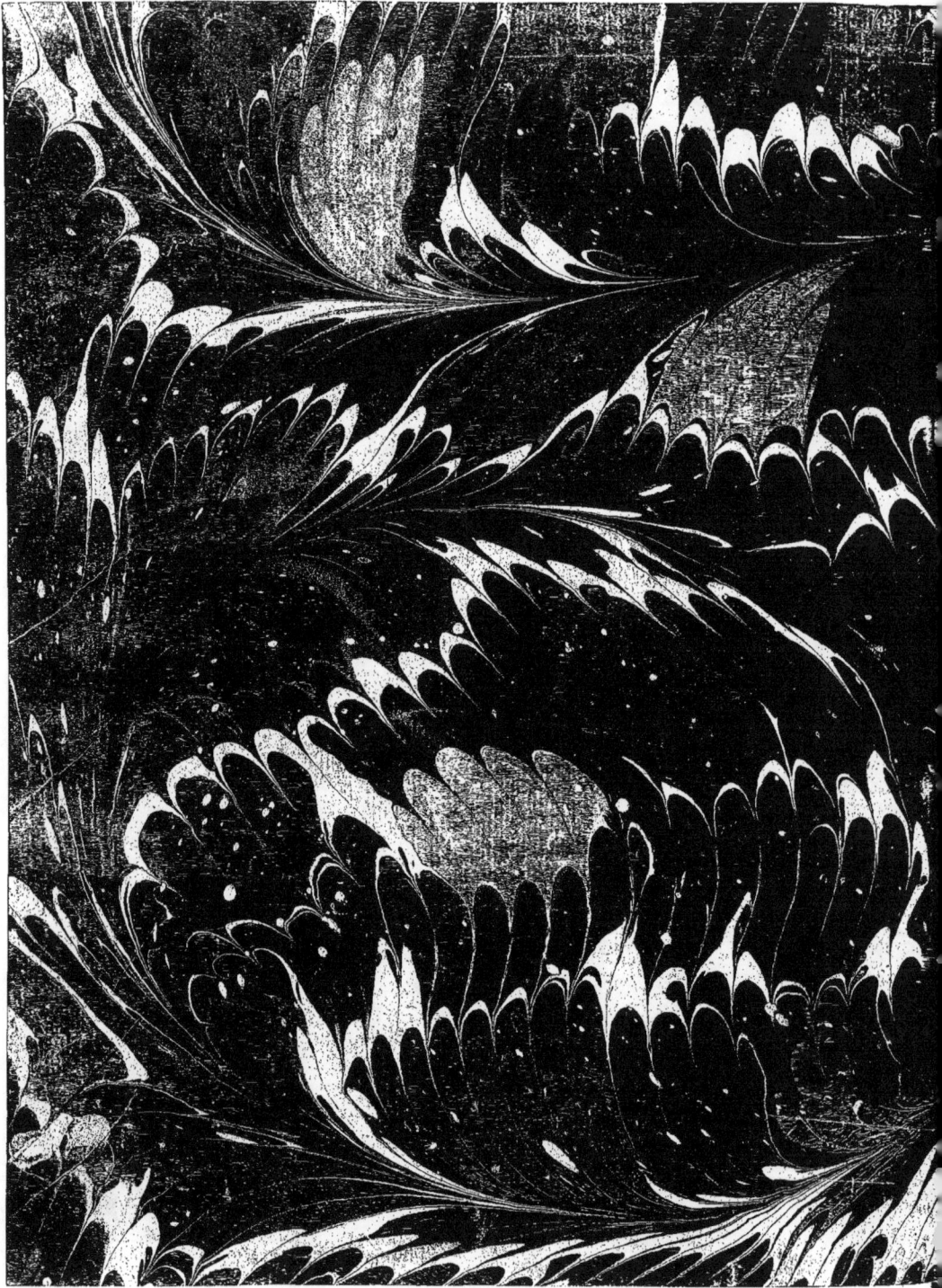

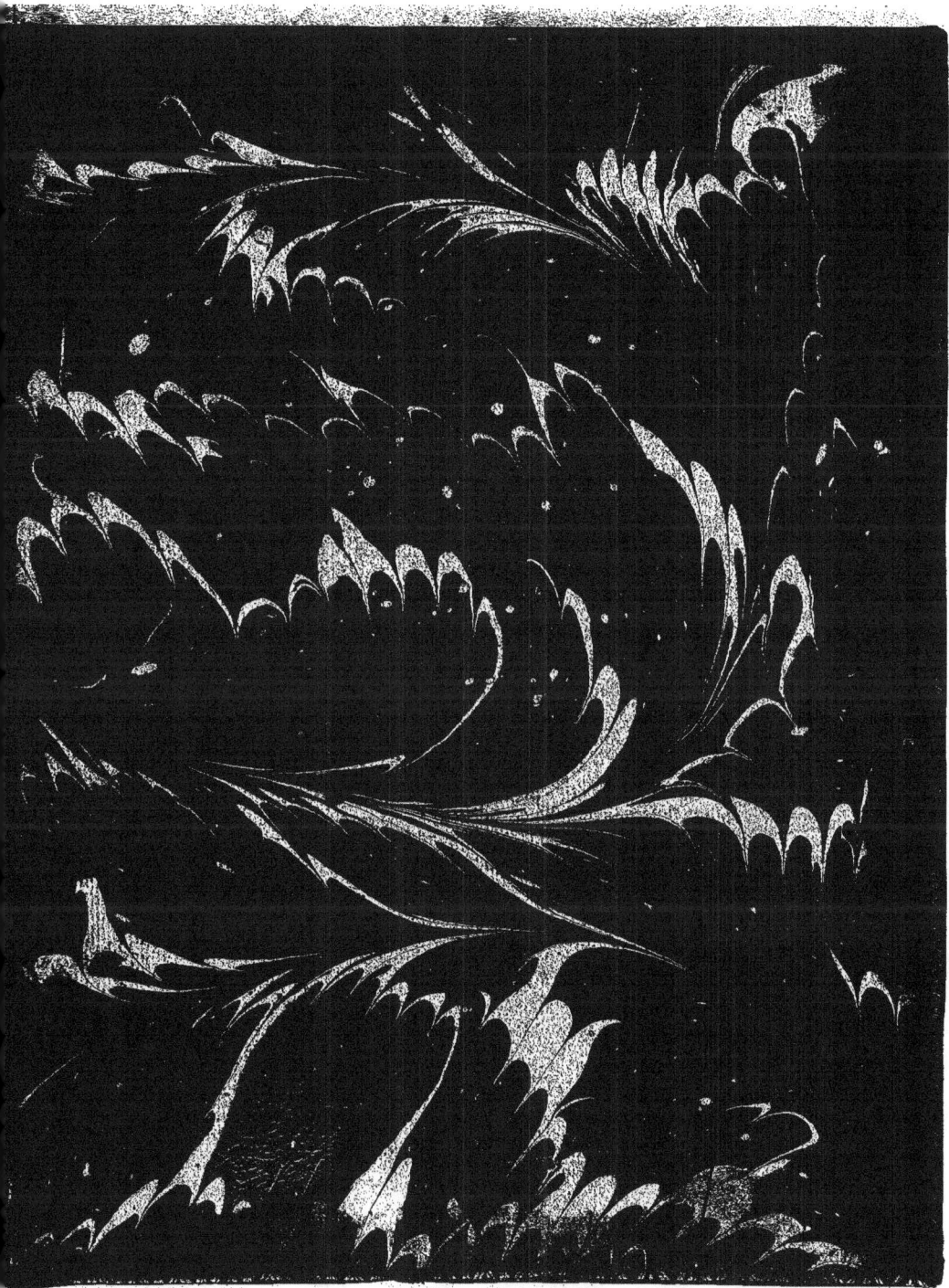

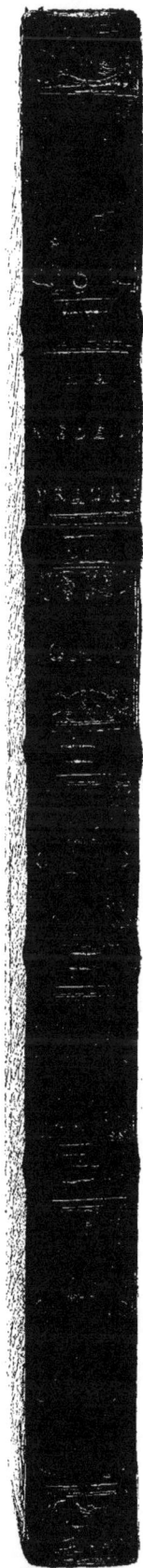

www.ingramcontent.com/pod-product-compliance
Lightning Source LLC
Chambersburg PA
CBHW060510200326
41520CB00017B/4987